BEI GRIN MACHT SICH IHR WISSEN BEZAHLT

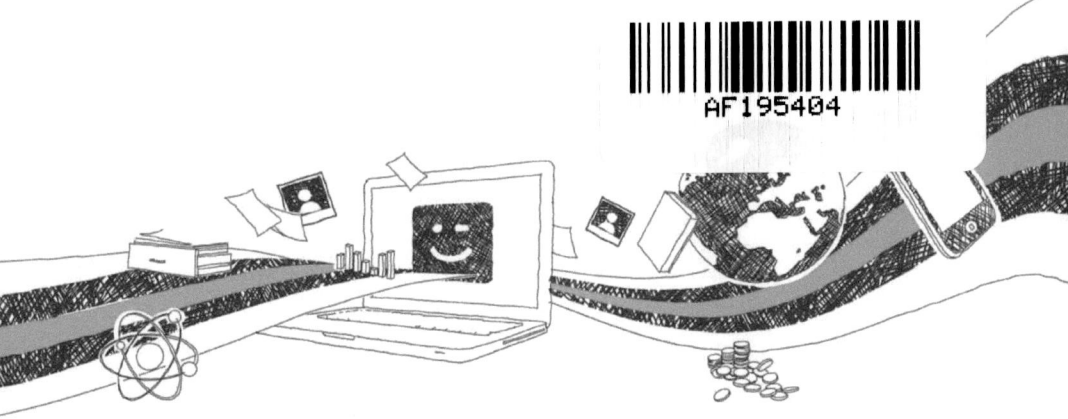

- Wir veröffentlichen Ihre Hausarbeit, Bachelor- und Masterarbeit

- Ihr eigenes eBook und Buch - weltweit in allen wichtigen Shops

- Verdienen Sie an jedem Verkauf

Jetzt bei www.GRIN.com hochladen und kostenlos publizieren

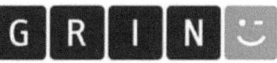

Christiane Schwender

Die Arbeitszufriedenheit der Physiotherapeuten in Deutschland unter dem Einfluss des Heilmittelkataloges

GRIN Verlag

Bibliografische Information der Deutschen Nationalbibliothek:

Die Deutsche Bibliothek verzeichnet diese Publikation in der Deutschen Nationalbibliografie; detaillierte bibliografische Daten sind im Internet über http://dnb.d-nb.de/ abrufbar.

Dieses Werk sowie alle darin enthaltenen einzelnen Beiträge und Abbildungen sind urheberrechtlich geschützt. Jede Verwertung, die nicht ausdrücklich vom Urheberrechtsschutz zugelassen ist, bedarf der vorherigen Zustimmung des Verlages. Das gilt insbesondere für Vervielfältigungen, Bearbeitungen, Übersetzungen, Mikroverfilmungen, Auswertungen durch Datenbanken und für die Einspeicherung und Verarbeitung in elektronische Systeme. Alle Rechte, auch die des auszugsweisen Nachdrucks, der fotomechanischen Wiedergabe (einschließlich Mikrokopie) sowie der Auswertung durch Datenbanken oder ähnliche Einrichtungen, vorbehalten.

Impressum:

Copyright © 2012 GRIN Verlag GmbH
Druck und Bindung: Books on Demand GmbH, Norderstedt Germany
ISBN: 978-3-656-36016-2

Dieses Buch bei GRIN:

http://www.grin.com/de/e-book/208374/die-arbeitszufriedenheit-der-physiotherapeuten-in-deutschland-unter-dem

GRIN - Your knowledge has value

Der GRIN Verlag publiziert seit 1998 wissenschaftliche Arbeiten von Studenten, Hochschullehrern und anderen Akademikern als eBook und gedrucktes Buch. Die Verlagswebsite www.grin.com ist die ideale Plattform zur Veröffentlichung von Hausarbeiten, Abschlussarbeiten, wissenschaftlichen Aufsätzen, Dissertationen und Fachbüchern.

Besuchen Sie uns im Internet:

http://www.grin.com/

http://www.facebook.com/grincom

http://www.twitter.com/grin_com

Christiane Schwender

Thema:

Die Arbeitszufriedenheit der Physiotherapeuten in Deutschland unter dem Einfluss des Heilmittelkataloges

HAUSARBEIT IM FACH GESUNDHEITSPOLITIK

Bearbeitungszeitraum: 26.05.2012 – 21.07.2012

MEDIZINALFACHBERUFE SCHWERPUNKT LEHRE

FH – Diploma Friedrichshafen

II. Inhaltsverzeichnis

I.	Titelblatt	S. 1
II.	Inhaltsverzeichnis	S. 2
III.	Abbildungsverzeichnis	S. 3
IV.	Abkürzungsverzeichnis	S. 4
V.	Abstract	S. 5
VI.	Abhandlung	S. 6
	1. Einleitung	S. 6
	1.1. Vorstellung des Themas	S. 6
	1.2. Darstellung der Heilmittelrichtlinien	S. 7
	1.3. Zusammenfassung der Veränderungen des Heilmittelkataloges	S. 7
	1.4. Rahmenverträge der Gesetzlichen Krankenkassen	S. 8
	1.5. Auswirkungen auf die Physiotherapie	S. 8
	2. Theoretische Aufbereitung des Problemfeldes	S. 10
	2.1. Beschreibung der Vorgehensweise	S. 10
	2.2. Derzeitiger Kenntnisstand der Forschung	S. 10
	3. Darstellung der empirischen Untersuchung	S. 11
	3.1. Fragestellung	S. 11
	3.2. Untersuchungsmethodik	S. 12
	3.2.1. Begründung und Darstellung des methodischen Vorgehens	S. 12
	3.2.2. Angaben zur Grundgesamtheit	S. 13
	3.2.3. Auswahl der Probanden	S. 14
	3.2.4. Rahmenbedingungen	S. 14
	4. Ergebnisse	S. 15

5. Diskussion		S. 16
	5.1. Reflexion	S. 16
	5.2. Bedeutung der Ergebnisse	S. 16
6. Ausblick		S. 17
VII. Literaturverzeichnis		S. 19

III. Abbildungsverzeichnis

Abb. 1:
Kennzahlen der Physiotherapieversorgung 2009 und 2010 in
der BARMER GEK   S. 10

Abb. 2:
Zwei-Faktoren-Theorie nach Herzberg (1966)
unter: www.lexxun.de/projekte/peiod/dwnld/pe_az.rtf   S. 12

IV. Abkürzungsverzeichnis

BSG	....	Bundessozialgericht
HMK	....	Heilmittelkatalog
HMR	....	Heilmittelrichtlinie
IFK	....	Bundesverbands selbstständiger Physiotherapeuten
Vgl.	....	Vergleiche
ZVK	....	Deutscher Verband für Physiotherapeuten
(2)	....	Pause mit einer Dauer von ca.2 Sekunden

V. Abstract

Die Gesundheitspolitik gibt Physiotherapeuten in Deutschland den Rahmen vor, indem sie handeln dürfen. Dies bedeutet einen Einfluss auf das berufliche Handeln der Therapeuten und damit die Arbeitszufriedenheit.

Um die Zufriedenheit der Physiotherapeuten verbessern zu können ist es notwendig, die Faktoren, die diese beeinflussen, zu ermitteln. Narrative Interviews mit zwei Physiotherapeutinnen aus verschiedenen Arbeitsbereichen ergaben, dass folgende Faktoren zu einer guten Arbeitszufriedenheit führen: *Zufriedenheit des Patienten, Patienten helfen zu können, unabhängiges / selbstgesteuertes Arbeiten, leistungsgerechte Vergütung, Arbeitstätigkeit als solche, Herausforderungen an das eigene berufliche Handeln und Arbeitsbedingungen.*

Diese Bedingungsfaktoren sind bisher noch nicht vollständig evaluiert worden, können jedoch Grundlage für weitere Forschungsarbeiten sein.

VI. Abhandlung

1. Einleitung

1.1. Vorstellung des Themas

Der Beruf des Physiotherapeuten ist bei vielen jungen Menschen besonders attraktiv und erstrebenswert. Als Gründe werden u.a. genannt: das selbstständige und abwechslungsreiche Tätigkeitsfeld im medizinischen Bereich, der Umgang mit Menschen, die Zukunftsaussichten- vor allem aber die Möglichkeit, kranken Menschen zu helfen und das Hobby Sport mit dem Beruf zu verbinden.[1] Die Zahlen der in Deutschland beschäftigten Physiotherapeuten stiegen von 2001 bis 2010 von 72.000 auf 128.000 an. Die Zahl der ausbildenden Schulen ist in den vergangenen 11 Jahren von 234 auf 274 Schulen gestiegen.[2] Auch die Bundesagentur für Arbeit, nennt die Gesundheit und Pflege eine Wachstumsbranche.

Dennoch scheint die Drop-out Rate in der Physiotherapie anzusteigen. In Gesprächen mit Kollegen wird erkennbar, dass Veränderungen der Arbeitssituationen zu einer gewissen Frustration führen und die anfängliche Motivation durch die Konfrontation mit der Realität verfliegt. Auch in Pressemitteilungen der Verbände oder in Fach Foren im Internet wird eine gewisse Frustration erkennbar. Veränderungen der gesetzlichen Rahmenbedingungen in den letzten Jahren könnten ein Grund hierfür sein.

Diese subjektive Wahrnehmung wurde zu der Hypothese „Der gesetzlich geordnete Berufsalltag in Deutschland, wirkt sich negativ auf die Arbeitszufriedenheit der Physiotherapeuten aus" formuliert und soll nun mit Hilfe des Narrativen Interviews dabei helfen, neue Erkenntnisse darüber zu erlangen, welche Einflüsse zur Arbeitszufriedenheit von Physiotherapeuten führen und ob die Politik Einfluss darauf hat, diese zu verbessern.

---

[1] Vgl. Seidel, D.: Interviewstudie als Instrument der Primärerhebung zur Untersuchung der Berufsmotivation angehender Physiotherapeuten durchgeführt mit ausgewählten Schülern und Lehrer, Hausarbeit Leipzig 2005
[2] Vgl. Zahlen, Daten, Fakten des Deutschen Verband für Physiotherapie (ZVK) e.V. unter: https://www.physio-deutschland.de/bundesverband/fachkreise/beruf-bildung/zahlen-daten-fakten.html, 2012

1.2. Darstellung der Heilmittelrichtlinien

Die HMR sind Vereinbarungen zwischen den Ärzten (Kassenärztliche Bundesvereinigung) und den gesetzlichen Krankenkassen. Sie regeln, wie Vertragsärzte Heilmittel für Versicherte verordnen können. Die Verordnung des Arztes muss sich exakt nach den HMR richten. Zunächst beschreibt der Text der Richtlinie die Regeln, nach denen Heilmittel für Patienten/ Mitglieder der gesetzlichen Krankenkassen verordnet werden können.

Der zweite Teil ist der so genannte Heilmittelkatalog (HMK). Der HMK bestimmt die verordnungsfähigen Heilmittel und deren verordnungsfähige Menge je Diagnose. Nicht mehr allein die Diagnose, sondern die mit dieser einhergehenden Leitsymptomatik (Indikation) ist therapiebegründende Verordnungsgrundlage. In diesem Verzeichnis ist festgelegt, welche Heilmittel in welcher Menge bei welcher Indikation nach den Regeln der ärztlichen Kunst und unter Berücksichtigung des allgemein anerkannten Standes der medizinischen Erkenntnisse eine ausreichende, zweckmäßige und wirtschaftliche Versorgung der Versicherten ergibt.[3]

1.3. Zusammenfassung der Veränderungen des Heilmittelkataloges

Die HMR wurde 1992 beschlossen und 1998 geändert. Der Heilmittelkatalog wurde 2001 neu eingeführt. Die wesentliche Neuerung war, zunächst einen „typischen" Krankheitsverlauf anzunehmen. Je Diagnose wurde vorgegeben, mit welchen Heilmitteln und Heilmittelmengen dieser sogenannte Regelfall zweckmäßig behandelt werden kann. Es gab die Möglichkeit der Erstverordnung, der Folgeverordnung und Langfristverordnung. Verordnungen außerhalb des Regelfalls waren prinzipiell möglich, mussten aber von den Kassen genehmigt werden.

2004 wurde eine neue Auflage des Heilmittelkataloges eingeführt. Die wesentlichsten Änderungen waren die Zusammenschlüsse von Diagnosen zu Indikationen. Diese Indikationen werden mit Hilfe des Indikationsschlüssels zusammengefasst. Jeder Indikationsschlüssel hat einen unterschiedlich langen

---
[3] Vgl. Heilmittelrichtlinien auf physio.de unter: http://www.physio.de/hmr/, 2012

Regelfall, der berücksichtigt werden muss. Verordnungen durften in dieser Auflage nur noch eine Primärbehandlung und eine Sekundärbehandlung beinhalten und nicht mehr zwei Primärbehandlungen wie z.B. Manuelle Therapie und Krankengymnastik und je Rezept insgesamt nur zwei Heilmittel. Die Langfristverordnung wurde komplett gestrichen. Nach Ablauf der Regelzeit sah der neue Katalog eine Pause von 12 statt bisher 6 Wochen vor bis wieder ein neues Rezept verordnet werden darf. Die Verordnung außerhalb des Regelfalles war weiterhin wie bisher möglich.

Die aktuelle Auflage wurde 2011 überarbeitet und ergänzt. Wesentliche Änderungen, die sich auf die Behandlung der Physiotherapeuten auswirkt, gab es nicht.

1.4. Rahmenverträge der Gesetzlichen Krankenkassen

Die Rahmenverträge der Gesetzlichen Krankenkassen regeln, wie und in welchem Rahmen die Behandlung durchzuführen ist. Jedes Bundesland unterliegt einem eigenen Rahmenvertrag, der mit den gesetzlichen Krankenkassen und den Berufsverbänden vereinbart wird. Aktuell gibt es in Baden-Würtemberg acht Preislisten inklusive Beihilfe und Berufsgenossenschaft.[4] Die für diese Arbeit relevanten Inhalte sind die Behandlungsdauer und die Vergütung, die der Rahmenvertrag regelt.

Die Behandlungsdauer für Krankengymnastik beträgt z.B. 15-25 Min, die für Manuelle Therapie ist mit 15-20 Min etwas geringer.

1.5. Auswirkungen auf die Physiotherapie

Für die Praxis der Heilmittelerbringer bedeutet dies, dass sie Verordnungen darauf prüfen, ob sie HMR- bzw. HMK-konform ausgestellt wurden. Die Praxis muss sonst damit rechnen, dass fehlerhafte Verordnungen gekürzt oder gar nicht vergütet werden. Durch diese Prüfpflicht, die 2009 vor dem BSG in Kassel bestätigt wurde, sind der organisatorische Aufwand und dadurch auch die Kosten, v.a. für Personal, enorm gestiegen. Das belegt die Wirtschaftlichkeitsumfrage 2010 des IFK. Die rund 36.000 Physiotherapie-

---

[4] Vgl. Richtlinien und Preisliste auf physio.de unter: http://www.physio.de/preislisten/index.php, 2012

Praxen dieser Umfrage, stehen vor ernsten wirtschaftlichen Problemen: sie arbeiten mehr und können daher ein Umsatzplus verbuchen. Ihr Gewinn sinkt jedoch drastisch. Danach erwirtschaftete eine Praxis im Schnitt knapp 206.000 Euro Umsatz. Der Gewinn sank jedoch innerhalb von zwei Jahren um sechs Prozent.[5]

Des Weiteren führten die Änderungen dazu, dass Ärzte nur eine begrenzte Menge an Heilmitteln an ihre Patienten verordnen durften. Eine Verordnung außerhalb des Regelfalles kann ebenfalls verordnet werden, hierfür stehen dem Arzt allerdings eine begrenzte Menge für alle bei ihm in Behandlung befindlichen Patienten zur Verfügung. Bei zu vielen Verordnungen drohen ihm Regressansprüche der Krankenkassen. Dies führte dazu, dass zwar die Gesamtmenge der verordneten Heilmittel steigt, dem einzelnen Patient (Leistungsversicherten) aber immer weniger Ausgaben der gesetzlichen Kassen zur Verfügung steht, wie die Abb. 1 zeigt.

	2009	2010	Änderung in %
Leistungsversicherte (LV)	1.354.255	1.484.769	+9,64
Anzahl Rezepte	3.621.061	3.835.809	+5,93
Ausgaben in €	367.814.232,60	391.685.121,96	+6,49
Ausgaben pro LV in €	271,60	263,80	-2,87
LV zu Vers. in %	15,40	16,36	+6,25
Ausgaben pro Rezept in €	101,58	102,11	+0,53
Ausgaben pro Vers. in €	41,83	43,17	+3,20

Abb. 1: Kennzahlen der Physiotherapieversorgung 2009 und 2010 in der BARMER GEK

Die Behandlungsdauer von durchschnittlich ca. 20 Minuten hat zur Folge, dass viele Praxen ihren Behandlungsrhythmus reduzierten. Leider liegen keine genauen Zahlen vor, die diese Veränderung darlegen.

---

[5] Vgl. Pressemitteilung des IFK e.V. vom 23.8.2011 unter: http://www.ifk.de/verband/presse/pressemitteilungen/53-2011/2176-trend-der-therapiebranche-mehr-umsatz-weniger-gewinn, 2012

2. Theoretische Aufbereitung des Problemfeldes

2.1. Beschreibung der Vorgehensweise

Zunächst wurde in der Literatur nach bisher vorliegenden Erkenntnissen zur Erfassung der Zufriedenheit von Physiotherapeuten mit ihrem Berufsalltag gesucht. Hierbei wurde die Suchmaschine „google-books", „google" und die Suchfunktion der Universitätsbibliothek Ulm benutzt. Die Suche blieb aber ohne Erfolg, weshalb davon ausgegangen wurde, dass noch keine Kenntnisse zu diesem Thema veröffentlicht wurden. Zur Arbeitszufriedenheit allgemein wurden sehr viele Theorien gefunden und diese auf die Möglichkeiten der Übertragung auf die Physiotherapie überprüft. Mit einer geringen Auswahl von Physiotherapeuten aus verschiedenen Arbeitsformen wurden anschließend Narrative Interviews durchgeführt. Aufgrund von fehlenden Vergleichsdaten aus anderen Studien schien das Narrative Interview die beste Möglichkeit zu sein, die Bedeutungsstruktur der Arbeitszufriedenheit zu erfassen.[6] Dabei wurde darauf geachtet, dass die Kerninhalte der Heilmittelrichtlinien und der Rahmenverträge der Krankenkassen im Verlauf des Gesprächs thematisiert wurde. Das Gespräch wurde mittels eines Smartphones aufgezeichnet und konnte somit auf den Computer übertragen werden. Im Anschluss an die Befragung wurden die Interviews vom Untersucher transkribiert und auf nutzbare Daten hin analysiert. Hierbei wurde das „F4-Programm" verwendet. Die Planung und Rücksprache fand mit dem betreuenden Dozenten Prof. Dr. Wolfgang Ludwig Dern statt.

2.2. Derzeitiger Kenntnisstand der Forschung

Zuerst wurde nach Kriterien gesucht, die die Arbeitszufriedenheit ausmacht. Viele Modelle kommen dabei aus der Wirtschaft und konnten nicht vollständig auf den Bereich der Physiotherapie übertragen werden. Die Zwei-Faktoren-Theorie nach Herzberg (Abb. 2) erfüllte am besten diesen Auftrag. Ob diese Theorie auch die Zufriedenheit von Physiotherapeuten erfasst, könnte diese Arbeit klären.

---

[6] Vgl. Dr. Wolfgang Langer, IV Methoden der empirischen Sozialforschung I, SoSe 2000

Die Inhalte der HMR können in diesem Modell am häufigsten den Hygienefaktoren zugeordnet werden. Dennoch sollen durch die Befragung zuerst die Motivatoren erfasst werden und erst im Nachrageteil gezielt die Hygienefaktoren, die dem Heilmittelkatalog zuzuordnen sind, berücksichtigt werden. Dadurch soll der Gefahr, dass neue Erkenntnisse zur Zufriedenheit durch die Fragetechnik unentdeckt bleiben und das Interview zu früh nur in Richtung des Heilmittelkataloges gelenkt wird, entgangen werden.

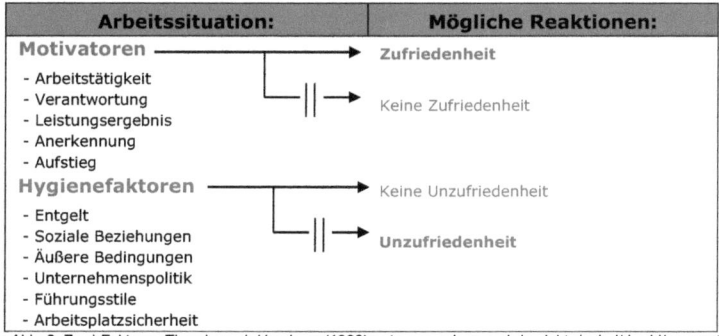
Abb. 2: Zwei-Faktoren-Theorie nach Herzberg (1966) unter: www.lexxun.de/projekte/peiod/dwnld/pe_az.rtf

Möglichkeiten, die Arbeitszufriedenheit messbar zu machen, gibt es sehr viele, wie z.B. die Skala zur Messung von Arbeitszufriedenheit (SAZ) von Fischer/Lück, um nur einen zu nennen, in unterschiedlichen Gütekriterien was Validität, Objektivität und Reliabilität angeht. Diese Möglichkeit der Datenerfassung wird für diese Arbeit nicht in Betracht gezogen, da noch keine Erkenntnisse zur Arbeitszufriedenheit von Physiotherapeuten vorliegen und die Zusammenhänge zu den Heilmittelrichtlinien nicht im ausreichenden Maße gezogen werden könnten.

3. Darstellung der empirischen Untersuchung

3.1. Fragestellung

Aufgrund der begrenzten Zeitvorgabe und des begrenzten Rahmens dieser Hausarbeit musste auch die Fragestellung eingegrenzt werden.

Da die Hypothese lautet: "Der gesetzlich geordnete Berufsalltag in Deutschland wirkt sich negativ auf die Arbeitszufriedenheit der Physiotherapeuten aus", soll zuerst geklärt werden, 1. welche Merkmale zur Zufriedenheit der Physiotherapeuten führen. Diese sollen mit der „Zwei-Faktoren-Theorie nach Herzberg" auf Übereinstimmungen verglichen werden.
2. Bestehen Hinweise dazu, dass der geordnete Berufsalltag einen Einfluss auf die Arbeitszufriedenheit hat.

3.2. Untersuchungsmethodik

3.2.1. Begründung und Darstellung des methodischen Vorgehens

Erzählungen eröffnen einen umfassenden und in sich strukturierten Zugang zur Erfahrungswelt des Interviewpartners.[7] Dieses Grundprinzip macht sich das Narrative Interview zu nutze. Das Verfahren ist vor allem für die Theorieentwicklung geeignet.[8]

Diese Methode bietet sich für die Fragestellung dieser Hausarbeit deshalb besonders gut an, da nicht nur die Zufriedenheit der Physiotherapeuten „gemessen" werden soll, sondern die Zusammenhänge zur Gesundheitspolitik hergestellt werden sollen. Gerade diese Zusammenhänge könnten mit standartisierten Verfahren zur Erfassung der Zufriedenheit wie z.B. den SAZ (Skala zur Messung der Arbeitszufriedenheit) nicht erfasst werden.

Andere Interviewformen, wie z.B. das häufig angewendete Leitfaden Interview, setzen Wissen über Sachverhalte vorraus, die in diesem Fall nicht bestehen.

Die Eingangsfrage stellt die Schlüsselrolle im Narrativen Interview dar. Sie soll die Haupterzählung des Interviews stimulieren. Dass die Methode funktioniert, wird damit begründet, dass sich der Erzähler in bestimmte Zwänge verstrickt. Diese Zwänge sind der Gestaltschließungszwang, der Kondensierungszwang und der Detailierungszwang. Der erste Zwang führt dazu, dass der Erzähler eine einmal begonnene Erzählung zu Ende bringt. Der Zweite bewirkt, dass nur

---
[7] Vgl. Flick, Uwe: „Qualitative Sozialforschung: Eine Einführung", rowohlts enzyklopädie im Rowohlt Taschenbuch Verlag, Reinbek, 3. Auflage 2005, S. 146
[8] Vgl. Flick, Uwe: „Qualitative Sozialforschung: Eine Einführung", rowohlts enzyklopädie im Rowohlt Taschenbuch Verlag, Reinbek, 3. Auflage 2005, S. 156

das für das Verständnis des Ablaufs notwendige in der Darstellung enthalten ist und schon aus Gründen der begrenzten Zeit so verdichtet wird, dass der Zuhörer sie verstehen und nachvollziehen kann. Der Detailierungszwang hat zur Folge, dass zum Verständnis notwendige Hintergrundinformationen und Zusammenhänge in der Erzählung mitgeliefert werden.[9]

Die Eingangsfrage soll als Erzählstimulus des Interviews dienen. Wichtige Vorraussetzungen bei der Formulierung dieser Eingangsfrage ist die Bindung an ein bestimmtes Ereignis. Die Frage sollte aber auch schon einen Rahmen oder Thema vorgeben.

Aufgrund dieser Erkenntnisse wurde die Eingansfrage formuliert: „Erzählen Sie mir bitte von der letzten Situation, in der Sie zufrieden mit Ihrer Arbeit waren und beschreiben mir die Umstände." Auf die Eingangsfrage folgt die narrative Eingangserzählung als erste Phase. Im anschließenden Nachfrageteil wird dann gezielt auf den gesetzlich geregelten Berufsalltag eingegangen, wie den Rhythmus, das Gehalt und die Arbeitsbedingungen.

Die Analyse der gewonnen Daten erfolgte mit Hilfe der Methode nach Dern/Hanses 2001.[10] Diese Methode stellt ein ökonomisches Vorgehen dar, dass dennoch in der Lage ist, Sinnstrukturen zu rekonstruieren und Bedeutungen zu erfassen. Andere ökonomische Vorgehensweisen wie die qualitative Inhaltsanalyse klassifiziert dagegen zu sehr.

3.2.2 Angaben zur Grundgesamtheit

Derzeit befinden sich ca. 128.000 Physiotherapeuten in Voll- oder Teilzeitbeschäftigung in Deutschland.[11] Mit 80,3% sind Frauen die deutlich größere Gruppe der Beschäftigten. Die Beschäftigungsgruppe der 35 bis 50-jährigen stellt den größten Anteil dar. Mit 92,6%, sind die meisten Beschäftigten im Gesundheits- und Sozialwesen beschäftigt.[12] Als Arbeitsformen ist die

---

[9] Vgl. Flick, Uwe: „Qualitative Sozialforschung: Eine Einführung", rowohlts enzyklopädie im Rowohlt Taschenbuch Verlag, Reinbek, 3. Auflage 2005, S. 150
[10] Vgl. Dern, Wolfgang; Hanses A.: „Berufsfindung und Biographie. Biographische Diagnostik als Zugang zu den Sinnhorizonten und Ressourcen der Menschen in der beruflichen Rehabilitation." In: Die Rehabilitation 40, S. 289-303. 2001
[11] Vgl. Zahlen, Daten, Fakten des Deutschen Verband für Physiotherapie (ZVK) e.V. unter: https://www.physio-deutschland.de/bundesverband/fachkreise/beruf-bildung/zahlen-daten-fakten.html, 2012
[12] Vgl. Beruf im Spiegel der Statistiken, von der: Die Forschungseinrichtung der Bundesargentur für Arbeit unter: http://bisds.infosys.iab.de/bisds/result?beruf=BO852_ 2012

Selbstständigkeit, das Verhältnis der Anstellung und eine freiberufliche Tätigkeit möglich.

3.2.3 Auswahl der Probanden

Im vorgegebenen Rahmen der Hausarbeit erschien es für angemessen, nur zwei Befragungen mit Therapeuten, die in unterschiedlichen Arbeitsformen tätig sind, für die Studie durchzuführen. Die Auswahl der Probanden erfolgte zufällig, indem 45 Physiotherapeuten und Physiotherapeutinnen persönlich gefragt worden sind, ob Interesse an einer Befragung bestehe. Die zwei ersten Rückmeldungen von Interessenten aus je einem Angestellten und einer selbstständigen Tätigkeit wurden ausgewählt. Die Einschlusskriterien waren: eine abgeschlossene Berufsausbildung zum Physiotherapeut/in und dass der Proband den Beruf des Physiotherapeut/in in Deutschland ausübt. Die Befragung war freiwillig und wurde persönlich durchgeführt. Das Durchschnittsalter der Probanden lag bei 31,5 Jahren und damit nicht in der größten Beschäftigungsgruppe der 35 bis 50 jährigen. Beide Probandinnen sind weiblich und gehören somit zur Mehrheit der in Deutschland beschäftigten.

3.2.4 Rahmenbedinungen

Die Befragungen fanden zwischen 15.6.2012 und 24.6.2012 statt. Eine Befragung fand am Arbeitsplatz der Probandin in einem geschlossenen Raum statt, die andere Befragung fand bei der Befragten zu Hause statt. Weitere Personen waren nicht anwesend, wobei eine vertrauensvolle Atmosphäre gewährleistet werden konnte. Die Probandinnen wurden beide in einem Vorgespräch über den Ablauf und das Thema informiert. Eine Vorstellung war nicht notwendig, da die Probandinnen und die Interviewleiterin bekannt waren. Aufgrund der Vertrautheit und der Ruhe sind die Interviewote vergleichbar. Als Hilfsmittel wurde ein Protokoll mit dem Ablauf des Interviews verwendet.

4. Ergebnisse

Die 1. Hypothese die zu beantworten war ist, welche Merkmale zur Zufriedenheit der Physiotherapeuten führt und ob ein Bezug zur „Zwei-Faktoren-Theorie nach Herzberg" hergestellt werden kann.

Die Aussagen der Therapeutinnen konnten dabei folgenden Themen zugeordnet werden: *Zufriedenheit des Patienten, Patienten helfen zu können, unabhängiges / selbstgesteuertes Arbeiten, leistungsgerechte Vergütung, Arbeitstätigkeit als solche, Herausforderungen an das eigene berufliche Handeln und Arbeitsbedingungen.* Diese Faktoren, führten bei den Befragten zu einer guten Arbeitszufriedenheit. Wenn diese Themen nun mit der „Zwei-Faktoren-Theorie nach Herzberg" verglichen wird, kann man folgende Zuordnung vornehmen:

Motivatoren	Hygienefaktoren
Zufriedenheit des Patienten	unabhängiges / selbstgesteuertes Arbeiten
Patienten helfen zu können	leistungsgerechte Vergütung
Arbeitstätigkeit als solche	Arbeitsbedingungen
Herausforderungen an das eigene berufliche Handeln	

Der Bezug zum „Zwei-Faktoren-Theorie nach Herzberg" konnte somit hergestellt werden. Die Theorie scheint auch auf die Physiotherapie übertragbar zu sein, um die Faktoren die zur Arbeitszufriedenheit führen zu erklären.

Als 2. Frage sollte geklärt werden, ob Hinweise dazu bestehen, dass der geordnete Berufsalltag einen Einfluss auf die Arbeitszufriedenheit hat.

Bei dieser Frage waren die Antworten der Befragten teilweise unterschiedlich. Die Therapeutin, die als Angestellte tätig ist, empfindet die Vorgaben durch den Arzt als keine Einschränkung des eigenen beruflichen Handelns. Die Therapeutin, die selbständig tätig ist, empfindet dagegen den geordneten

Berufsalltag als „Ärger mit den Krankenkassen" durch Vorschriften und Einschränkungen des eigenen beruflichen Handelns. Dies führt zu einer gewissen „Ermüdung" bei ihr, weshalb sie in der Vergangenheit auch schon über einen Berufswechsel nachgedacht hat.

Zum Thema Behandlungsrhythmus konnte wiederum eine Übereinstimmung der Meinungen erkannt werden nämlich, dass beide Therapeutinnen den durch den Rahmenvertrag vorgegebenen Rhythmus für zu kurz empfinden. Die Begründungen hierfür waren, dass die Effektivität der Therapie dadurch nicht gewährleistet werden kann und das die Arbeitsbelastung durch den Rhythmus zu hoch sei.

Ebenso bestand Einigkeit darüber, dass die Vergütung für nicht leistungsgerecht empfunden wird.

Demnach bestehen Hinweise darauf, dass der geordnete Berufsalltag sich negativ auf die Arbeitszufriedenheit der hier befragten Therapeutinnen auswirkt.

5. Diskusion

5.1. Reflexion

Bei der Durchführung der Interviews ist anzumerken, dass es der Untersucherin nicht immer gelang, die Antworten der Interviewten in der vorgesehenen Weise zu lenken. Zudem war die Untersucherin nur bedingt für die Durchführung geeignet, da die Interviewten sie schon kannten und dadurch die „Zugzwänge des Erzählens" wie unter 3.2.1. beschrieben, unter Umständen nur eingeschränkt wirksam waren.

5.2. Bedeutung der Ergebnisse

Die Ergebnisse dieser Arbeit erheben aufgrund der geringen Anzahl der Befragten, keinen Anspruch auf Vollständigkeit. Die aufgestellten Hypothesen können demnach nicht angenommen werden. Hierfür wären Befragungen bis zur „theoretischen Sättigung" notwendig gewesen. Dabei kommt es darauf an, ob man die relevanten Differenzen im Feld auch tatsächlich im erhobenen

Material abgebildet hat.[13] Diesen Anspruch wird diese Arbeit, im begrenzten Rahmen und Umfang einer Hausarbeit, nicht gerecht.

Die gesammelten Ergebnisse könnten eher als ein „Hinweis", oder eine „Tendenz" angesehen werden, die weiterer Erforschung dieses Themas bedarf. Allerdings zeigte eine Studie der Universität Duisburg-Essen in ihrem IAQ-Report von 2011, dass die Arbeitszufriedenheit in Deutschland generell abnimmt. Während 1984 in einer Skala von 0 bis 10 (0=ganz und gar unzufrieden; 10=ganz und gar zufrieden) ein Durchschnitt von 7,6 ermittelt wurde, lag der Wert 2009 nur noch bei 6,8.[14] Dies könnte ein Hinweis darauf sein, dass nicht nur die Physiotherapie von gewisser Unzufriedenheit mit der Arbeit betroffen ist, sondern ein branchenübergreifendes Problem der Neuzeit darstellt.

Auch lässt sich aus genanntem Grund keine Relation in der Bedeutsamkeit der zur Arbeitszufriedenheit genannten Faktoren untereinander formulieren.

6. Ausblick

Die im Rahmen dieser Arbeit ermittelten Daten geben Hinweise darauf, dass die Gesundheitspolitik durch den geordneten Berufsalltag sich negativ auf die Arbeitszufriedenheit von Physiotherapeuten auswirkt.

Dies sollte ein Grund dafür sein, dass weitere Untersuchungen zu diesem Thema durchgeführt werden, um diese Hypothese zu bekräftigen. Vor allem deshalb, da die Untersuchung in Baden-Württemberg durchgeführt worden ist, welches noch einer der bestbesoldeten Bundesländer darstellt. In anderen Bundesländern, vor allem im Osten Deutschlands, könnten durchaus noch schlechtere Ergebnisse zu erwarten sein.

Die großen Berufsverbände wie der ZVK und IFK sollten Interesse daran haben, diese Ergebnisse flächendeckend und repräsentativ zu ermitteln, um zusätzliche gute Argumente bei den Verhandlungen der Rahmenverträge mit den Krankenkassen vorzubringen.

---

[13] Vgl. Przyborski, Aglaja / Wohlrab-Sahr, Monika: „Qualitative Sozialforschung: Ein Arbeitsbuch", Oldenbourg Verlag, München, 3. Auflage 2010, S. 182
[14] Vgl. IAQ-Report 2011-03 der Universität Duisburg-Essen unter: http://www.iaq.uni-due.de 2012

Auch die Bundesagentur für Arbeit, die den Berufszweig als Wachstumsbranche bezeichnet, sollte Interesse daran haben, dass auch weiterhin die gut aus- und weitergebildeten Physiotherapeuten in ihrem Beruf bleiben. Immer nur mehr junge Menschen in diesem Beruf auszubilden, wie es im Moment zu sein scheint, stellt für mich jedenfalls keine gute wirtschaftliche Lösung dar. Aufgrund des demographischen Wandels ist ein wachsender Bedarf an Fachkräften im Gesundheitswesen in Zukunft sowieso noch zu erwarten.

VII. Literaturverzeichnis

Dern, Wolfgang; Hanses A.: „Berufsfindung und Biographie: Biographische Diagnostik als Zugang zu den Sinnhorizonten und Ressourcen der Menschen in der beruflichen Rehabilitation", In: Die Rehabilitation. 2001; 40: 289-303.

Flick, Uwe: „Qualitative Sozialforschung: Eine Einführung", rowohlts enzyklopädie im Rowolt Taschenbuch Verlag, Reinbek, 3. Auflage, 2005

Mayring Philipp: „Einführung in die Qualitative Sozialforschung", Beltz Verlag, Basel, 5. Auflage, 2002

Przyborski, Aglaja, Wohlrab-Sahr, Monika: „Qualitative Sozialforschung", Oldenbourg-Verlag, München, 3. Auflage, 2010

Seidel, D.: „Interviewstudie als Instrument der Primärerhebung zur Untersuchung der Berufsmotivation angehender Physiotherapeuten durchgeführt mit ausgewählten Schülern und Lehrer", Hausarbeit, Leipzig, 2005

Beruf im Spiegel der Statistiken, von der: Die Forschungseinrichtung der Bundesargentur für Arbeit
unter: http://bisds.infosys.iab.de/bisds/result?beruf=BO852, 2012

Heilmittelkatalog 2011
unter: www.heilmittelkatalog.de/, 2012

Heilmittelrichtlinien auf physio.de
unter: http://www.physio.de/hmr/, 2012

IAQ-Report 2011-03 der Universität Duisburg-Essen
unter: http://www.iaq.uni-due.de, 2012

Pressemitteilung des IFK e.V. vom 23.8.2011
unter: http://www.ifk.de/verband/presse/pressemitteilungen/53-2011/2176-trend-der-therapiebranche-mehr-umsatz-weniger-gewinn, 2012

Zahlen, Daten, Fakten des Deutschen Verband für Physiotherapie (ZVK) e.V.
unter: https://www.physio-deutschland.de/bundesverband/fachkreise/beruf-bildung/zahlen-daten-fakten.html, 2012